ÉCOLE SAINTE-GENEVIÈVE
18, Rue Lhomond (Ancienne Rue des Postes) PARIS

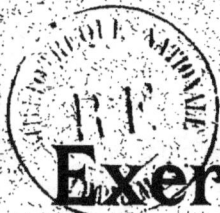

HYGIÈNE
Exercices physiques
et
SERVICES MÉDICAUX
dans un grand collège moderne

PAR

Le Docteur CHAILLOU

Attaché a l'Institut Pasteur, Médecin de l'École

IMPRIMERIES RÉUNIES DU CENTRE
TOURS ET BLOIS
EMMANUEL RIVIÈRE, Ingénieur des Arts et Manufactures
2, Rue Haute, BLOIS

1903

A MONSIEUR LE DOCTEUR LE GENDRE

Président de la Ligue des Médecins et des Familles

pour l'amélioration de l'hygiène dans les écoles.

HYGIÈNE, EXERCICES PHYSIQUES

et

SERVICES MÉDICAUX

dans un grand collège moderne

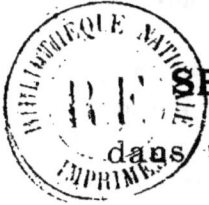

Le grand collège dont il s'agit est une agglomération de jeunes gens ayant terminé leurs études secondaires proprement dites et préparant une des Ecoles du Gouvernement : Polytechnique, Normale, Saint-Cyr, les Mines, Centrale, les Ponts et Chaussées, etc.

Tous ont de 17 à 21 ou même 22 ans. Lorsqu'ils arrivent « Rue des Postes », la plupart n'ont pas atteint leur développement physique complet; ils devront l'achever tout en donnant une somme de travail considérable à la préparation de l'Ecole où ils ont l'ambition d'entrer.

Après avoir confié leurs enfants à des maîtres choisis, les familles estiment trop souvent accomplie tout entière la tâche de ces maîtres, si de leurs fils, candidats aux Ecoles, ils ont fait des élus. Dans la réalité, l'œuvre est à la fois plus haute et plus complexe : les parents ont livré au Collège des enfants, le Collège doit leur rendre des hommes. Pour arriver à ce résultat, il faut parfaire en même temps que l'éducation intellectuelle et morale, l'éducation physique des jeunes gens.

Or, l'éducation physique ressortit en grande partie aux médecins. Ce sont eux qui règlent les mesures d'hygiène générale, tous les services de santé et d'alimentation, la nature et les conditions des exercices physiques.

Ils forment à cet égard un véritable Conseil de perfection-

1

nement, dont une direction habile retirera les avantages les plus marqués et qui peut rassurer les familles parfois très éloignées.

Cinq cents élèves, vivant sur deux hectares de terrain, forment une petite cité qui se suffit presque à elle-même. Gymnastique normale et gymnastique militaire, escrime, équitation même, se font dans la Maison où à sa porte. Pourtant cette agglomération n'est pas tout à fait isolée de la grande ville : les contacts avec le dehors sont fréquents. Chaque jour de sortie ouvre la Maison aux maladies contagieuses qui peuvent régner dans Paris. De là, nécessité d'organiser des pratiques de désinfection et d'isolement aussi assidûment que les soins d'infirmerie ; de surveiller à ce point de vue, dortoirs, classes, études, réfectoires, cours de récréation, etc. Les médecins deviennent les collaborateurs intimes et journaliers des maîtres de l'Ecole.

En indiquant ici l'organisation actuelle de l'Ecole Sainte-Geneviève, j'espère démontrer que l'on est arrivé, non pas à la perfection, certes, mais à des résultats déjà satisfaisants qu'il serait aisé d'obtenir partout. Voilà pourquoi ces pages sont dédiées à M. le docteur Le Gendre, président de la Ligue des Médecins et des Familles pour l'amélioration de l'hygiène dans les Ecoles.

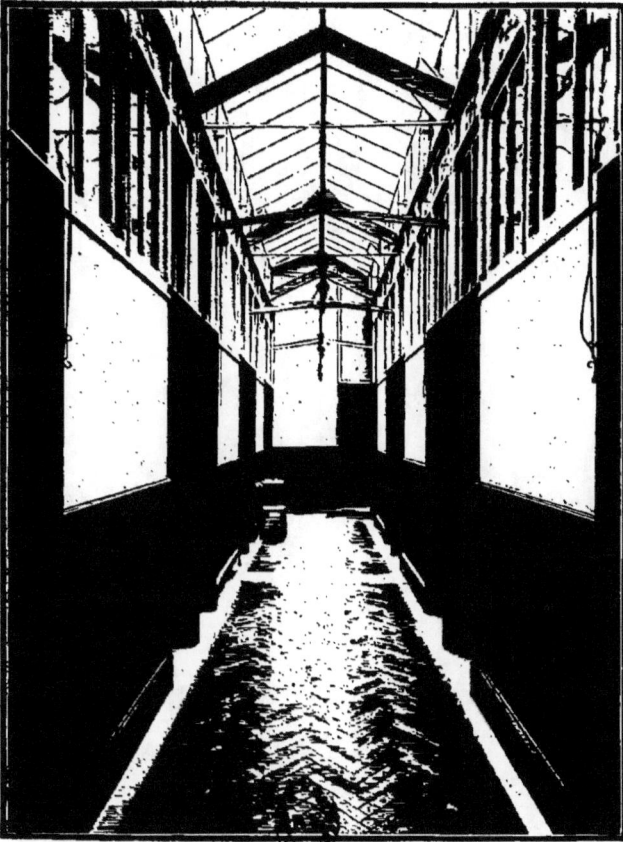

1. — Corridor central de l'Etablissement de bains.

I

HYGIÈNE ET PROPHYLAXIE

I. **Description générale**. — Les bâtiments de l'Ecole forment trois côtés d'un quadrilatère irrégulier, dont la partie centrale est orientée au midi. Les quatre cours de récréation tracées à l'intérieur entourent un large jardin ; et l'ensemble s'ouvre sur des terrains boisés. Les cours sont donc aérées, ensoleillées. Chacune d'elles est en partie plantée d'arbres qui donnent, en été, un ombrage suffisant.

Les salles d'étude, les classes, les dortoirs sont également larges, clairs, bien aérés. Le nettoyage des parquets se fait partout avec de la sciure de bois mouillée d'une solution antiseptique : formol, acide sulfurique, etc. (1).

Au dortoir, chaque élève a une alcôve, formée sur trois côtés par des cloisons de bois, et sur le quatrième par un rideau qui la sépare de l'allée commune. Ces cloisons ont 2^m 33 de hauteur. Au-dessus d'elles règne un grand espace vide, permettant une ventilation facile.

Chez lui, dans son alcôve, le jeune homme peut prendre tous les soins de propreté, de toilette intime, nécessaires à une hygiène bien comprise.

Le linge sale sera recueilli désormais dans des paniers tapissés à l'intérieur d'un sac imperméable, qui permettra au blanchisseur de l'emporter sans transvasement.

En sortant du dortoir, les élèves devront remettre eux-mêmes leur linge dans ces récipients ; de cette façon, le linge provenant d'un jeune homme atteint d'une maladie contagieuse encore ignorée, ne pourra semer la contagion ni dans les allées du

---

(1) L'organisation d'une maison comme l'Ecole de la rue des Postes ne s'est pas faite en un jour, et n'est pas l'œuvre d'un seul homme. On le conçoit facilement.

Ces pratiques sont usitées depuis longtemps. Elles avaient été introduites par le docteur Rendu, et avant lui par le docteur Moissenet : deux maîtres éminents qui dirigèrent le service médical de l'Ecole, l'un pendant huit ans, l'autre pendant quarante ans.

dortoir, ni dans les corridors de la maison. Cette pratique est d'autant plus rationnelle, que les épidémies se propagent le plus souvent, en dehors du contact direct et de l'eau, par le linge et les vêtements.

II. **Alimentation.** — Toute l'eau de l'établissement est filtrée ; les filtres Pasteur, très pratiques, sont nettoyés fréquemment, et leur fonctionnement est assez régulier pour qu'il n'y ait pas eu un seul cas de fièvre typhoïde, ni de choléra, depuis plus de vingt ans.

L'alimentation est copieuse ainsi qu'il est nécessaire pour des jeunes hommes de cet âge, sains et vigoureux, qui, d'ailleurs, travaillent beaucoup.

Le principal repas est à midi : potage, 2 plats de viande, légumes à volonté, dessert. On remarquera que la soupe est servie à ce repas et non au dîner du soir, bien qu'il garde encore ici l'ancienne appellation de souper. Cette habitude me paraît défectueuse et répond peut-être à une considération erronée ; il sera facile de la modifier sans charger par trop ce dernier repas qui doit rester assez léger, et qui se compose d'un plat de viande, de légumes à volonté et du dessert.

Au petit déjeuner de 7 h. 1/2, on sert du café au lait ; et au goûter, des petits pains. Depuis cet hiver, on ajoute, pendant tous les mois froids ou pluvieux, du thé légèrement alcoolisé et servi très chaud dans les cours à 4 h. 1/2.

Cette innovation, introduite pendant une épidémie de grippe, et pour prévenir les refroidissements contractés dans les cours de récréation, a été fort appréciée des élèves ; elle a semblé avoir un heureux effet sur la santé générale.

Cinquante à soixante jeunes gens suivent des régimes spéciaux très variés. Quelques dilatés de l'estomac prennent, le matin, des œufs et du jambon au lieu de café, puis du pain et du chocolat sec à 10 h. 1/2 et à 4 h. 1/2.

Beaucoup, parmi les plus fatigués, se sont bien trouvés, au contraire, de prendre, à ces deux heures fixes, un potage chaud. Les appétits plus robustes ajoutent bifteck ou côtelette au petit déjeûner. D'autres remplacent par la soupe la viande du soir. Pour quelques dyspeptiques, le vin a été supprimé, et « l'abondance » formée d'un coupage de vin de Bordeaux et pesant 4°, a été remplacée par du lait, de la bière, des tisanes, du thé ou simplement de l'eau.

L'énumération de ces régimes variés indique que la préoccupation des médecins a été, pour les élèves souffrants ou affaiblis, de trouver un remède à leur état, non point dans un traitement médicamenteux, mais dans une diététique rationnelle, c'est-à-dire dans une alimentation appropriée à chaque cas particulier.

III. Récréations. — Autant que possible, des récréations suivent les repas : un quart d'heure après le petit déjeuner, un quart d'heure à 10 h. 1/2 ; une heure à 12 h. 1/2 ; une demi-heure à 4 h. 1/2. En hiver, tout le monde se couche à 8 h. 3/4, immédiatement après le souper ; mais en été, il y a veillée quatre fois par semaine jusqu'à dix heures moins le quart, pour ceux qui préparent immédiatement un concours. On se lève toute l'année à 5 heures, sauf les lendemains de sortie ou de promenade où le lever est retardé d'une demi-heure ou d'une heure.

Cette durée de sommeil paraît bien suffisante ; et d'ailleurs, pour les élèves qui en ont besoin, il y a un dortoir *des dormeurs*, où l'on ne se lève qu'à 7 heures et où l'on peut aller passer quelques nuits de temps en temps. Mais, quoiqu'il y ait trois récréations supplémentaires par semaine, le soir, de 7 h. 1/2 à 8 heures, pendant la belle saison, le temps des récréations, au total, paraît plutôt insuffisant, et d'autant plus qu'il faut prendre sur celle de midi et demi les exercices de gymnastique, d'escrime et d'équitation. Il faudrait pouvoir, dans ces conditions, donner 1 h. 1/2 après le grand repas, afin qu'il y ait toujours au moins une demi-heure de libre au sortir de table.

Comme complément aux récréations, vient la promenade ou la sortie hebdomadaire.

La promenade se fait autant que possible hors la ville. Avec les moyens rapides de transport, il deviendra, chaque année, plus aisé de jeter en moins d'une heure, 2 ou 300 jeunes gens, en pleine campagne, ou de les amener à de vastes terrains disposés pour les jeux de plein air. Les excursions à cheval et le canotage, en été, au bois de Vincennes ou au bois de Boulogne sont aussi des ressources très goûtées.

Une promenade uniforme et générale est, en effet, beaucoup moins profitable qu'elle ne le paraît. Pour les plus robustes, chez lesquels prédomine le système musculaire, elle est insuffisante ; pour les nerveux, les dyspeptiques et les faibles, elle est non pas un repos, mais une fatigue physique ajoutée à la fatigue cérébrale de la semaine.

L'idéal est de varier suivant les catégories : pour les forts, une longue marche un peu accélérée, avec un bon entraînement méthodique ; pour les autres, des jeux variés sur un terrain très étendu ; pour tous, la demi-journée passée en plein air, à la campagne, avec coucher facultatif, le soir, une demi-heure ou même une heure plus tôt.

IV. Soins individuels de propreté.— Nous avons dit les facilités que l'existence des alcôves offre à chaque élève pour les soins de sa toilette.

A ce point de vue spécial, l'éducation devrait être achevée lorsque les jeunes gens arrivent dans la maison ; je ne réponds pas malheureusement qu'elle soit complète pour tous.

Bains.— Il y a en outre dans l'Ecole une installation de bains et de douches aussi parfaite que possible : 12 chambres à baignoires permettent de donner 48 bains chauds par jour, rien qu'en fonctionnant pendant les petites récréations de 10 h. 1/2 et de 4 h. 1/2, et pendant l'étude du matin.

Douches. — Le service des douches comprend 33 cabines d'habillement donnant sur une allée centrale au bout de laquelle se trouve la salle de douches ; si bien que dans une heure il est facile de donner 50 à 60 douches. Le chiffre des élèves étant de 500, chacun d'eux peut prendre au moins 2 ou 3 douches de propreté par semaine, sans perdre pour cela plus d'un quart d'heure à chaque fois (1).

Coiffeur. — Pour le mois d'octobre prochain, une salle spéciale avec installation complète, doit être réservée aux coiffeurs qui passaient jusqu'ici dans les différentes divisions.

Les instruments des coiffeurs ne servent qu'aux élèves de la maison. Ces instruments seront savonnés et trempés dans une solution bouillante de carbonate de soude. Lorsqu'il a fini de servir un élève, le coiffeur se lave les mains, et pendant ce lavage, replace ses instruments dans ladite solution bouillante. Chaque élève peut apporter ses brosses et ses peignes. Deux élèves seulement, depuis deux ans, ont eu une petite plaque de pelade. Encore était-ce chez l'un de la pelade nerveuse, en rapport avec l'état d'une dent malade, et par conséquent nullement contagieuse.

---

(1) Le mois dernier, on a donné jusqu'à 210 douches par jour.

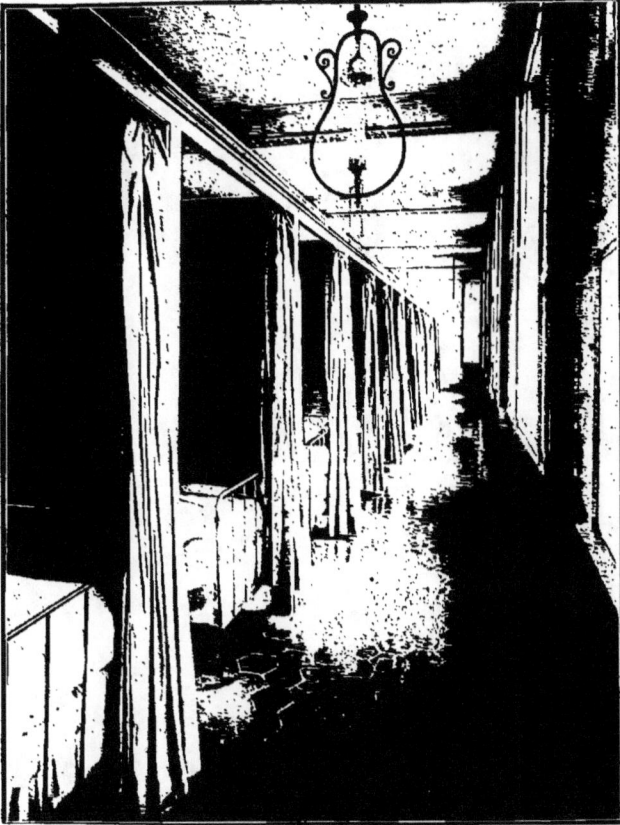

2. — Perspective d'une allée commune dans un dortoir.

V. Dentiste. — Jusqu'à cette année scolaire inclusivement, un dentiste venait deux fois par semaine, le mardi et le vendredi, et durant l'espace de trois quarts d'heure à une heure au plus donnait aux élèves des soins forcément insuffisants parce qu'ils étaient trop écourtés. Beaucoup de familles demandèrent alors à la Direction de conduire elle-même leurs enfants chez leur dentiste ; de là des difficultés de toute espèce : infraction au règlement, perte de temps, etc. La réorganisation de ce service mise à l'étude depuis de longs mois, va s'effectuer pour la rentrée d'octobre.

Quelques universités et grands collèges d'Amérique peuvent servir de modèles pour les soins de la bouche donnés à leurs étudiants. En combinant avec leurs pratiques ce que nos habitudes ont d'excellent, on peut arriver facilement à un résultat très avantageux. Le mérite en reviendra tout entier au docteur Martial-Lagrange, spécialiste éminent, qui a dressé le plan et doit se charger de cette nouvelle organisation.

Par ses soins, un cabinet d'opérations va être installé durant les vacances, avec tous les perfectionnements les plus modernes. Chaque jour, pendant la principale récréation de midi et demi à 1 h. 1/2, il y recevra les élèves et dirigera les travaux de ses aides.

Des visites dentaires auront lieu chaque trimestre afin de s'assurer que les jeunes gens ne négligent pas, comme le font trop souvent les Français, l'entretien de leur dentition. Moyennant un abonnement annuel, le chef de service répondra de cet entretien et de tous les travaux qu'il pourra nécessiter ; et nous aurons ainsi, je l'espère, accompli une petite réforme très importante pour l'état de la santé générale dans l'Ecole.

VI. Fiches individuelles et cahiers d'infirmerie. — Quel que soit le bon fonctionnement d'un ensemble comme celui que nous venons de décrire, il est indispensable de pouvoir en constater les effets à tout instant. Pour arriver à ce résultat nous avons institué à l'Infirmerie deux *registres* et des *fiches individuelles*.

Lorsqu'un élève entre au collège, on lui dresse une *fiche* d'infirmerie sur laquelle seront inscrits tous les accidents qui surviendront pendant son séjour, si court ou prolongé soit-il.

Modèle de fiche avec écriture.

DATES	POIDS	OBSERVATIONS
19 déc. 1902	64^k 600 (15 déc.)	Grippe, congestion pulmonaire droite.
17 janv. 1903	65^k 300	T. 15, frilorité, — rien à l'auscultation.
31 janv. 1903	65^k 500	Fatigué, souffle anémique à la base.— T. A. 14.
21 fév. 1903	66^k 500	Va 15 jours à Cannes, 19 de T. A., souffle persistant.
23 mai 1903	68^k 300	T. A. 17 se plaint de douleurs de région cardiaque, — souffle persistant.

Des fiches de ce genre avaient été prescrites par ordre ministériel du 15 octobre 1902. Bien comprises et soigneusement tenues à jour, elles rendent les plus grands services. L'infirmier les présente au médecin lorsqu'un élève vient à la visite. Un simple coup d'œil permet de constater les antécédents morbides de chacun. Pareils renseignements sont d'une importance capitale pour ceux dont le développement laisse à désirer et qui peuvent, à un moment donné être en état de réceptivité pour les maladies contagieuses et en particulier pour la tuberculose. Le poids est inscrit périodiquement ainsi que la tension artérielle prise avec le sphygmo-manomètre de Potain.

De plus, à la fin de l'année, le dépouillement de toutes ces fiches donne une idée précise de l'état sanitaire durant les mois écoulés et permet la comparaison avec les périodes précédentes.

Un *premier registre d'infirmerie*, tenu par un infirmier responsable, concerne tous les élèves ayant besoin d'une surveillance spéciale. Ceux-ci sont pesés tous les 8 ou 15 jours presque déshabillés et chaque fois à la même heure.

Messieurs les professeurs et surveillants envoient eux-mêmes, d'office, à la visite du médecin, tous les jeunes gens dont le santé, l'aptitude au travail, leur semblent baisser. Et de

leur côté, les élèves ont toujours le droit de monter à l'infirmerie sans autorisation particulière.

La circulaire ministérielle à laquelle nous faisions allusion
prescrit de peser *tous les élèves tous les trois mois.* Ainsi comprise, elle est inutile et paraît impossible à appliquer dans un
grand collège. En effet, peser un enfant tous les trois mois est
absolument insuffisant pour le suivre, et pour surprendre les
moindres causes d'arrêt dans son développement. Au contraire,
peser tous les trois mois des jeunes gens qui manifestement se
portent bien ne peut guère donner de renseignement utile.

Le *second registre* est un journal des visites médicales, où
sont notés les noms des élèves qui se présentent et les prescriptions qui sont formulées. Nécessaire aux infirmiers pour leur
travail de la journée, il peut donner plus tard quelques indica-
tions intéressantes pour les statistiques.

II

INFIRMERIE, ISOLEMENT, DÉSINFECTION

L'infirmerie comprend deux parties bien distinctes et complètement indépendantes l'une de l'autre : 1° l'infirmerie générale,
au centre et en haut de la maison ; 2° le service d'isolement
tout à fait séparé par une large cour de toutes les autres cons-
tructions, et donnant sur la rue près d'une porte de sortie ;
3° à côté de ce service d'isolement, est située l'étuve à désinfection.

I. — **Infirmerie générale.** — L'infirmerie générale se
compose de deux étages donnant en plein midi. On entre par
une grande galerie servant de salle d'attente pour les parents ;
à l'extrémité de cette galerie, ouvrent d'un côté le cabinet du
dentiste, de l'autre, une vaste antichambre.

2

Sur l'antichambre donnent, en commençant par la droite :

1° Une salle pour gargarisme, lavages de la gorge, des yeux, etc.

2° L'escalier conduisant aux chambres particulières de l'étage supérieur.

3° La grande salle de lecture et de récréation.

4° La cuisine spéciale.

5° Le cabinet de consultation des docteurs, qui sert aussi comme salle de pansement.

6° Le grand dortoir de l'infirmerie.

7° La pharmacie.

Mobilier, murs et plafonds, tout est peint au ripolin blanc et éclairé à la fois par l'électricité et par des becs Auer.

Dans le cabinet des médecins se trouvent la bascule de précision, la table et un meuble à objets de pansement, l'armoire des instruments de chirurgie, celle des registres et des fiches, un lavabo avec eau courante et un poste téléphonique reliant l'infirmerie avec la porterie et le cabinet du Préfet des Etudes. La Direction peut ainsi se rendre compte à chaque instant de ce qui se passe à l'infirmerie, et la porterie peut renseigner immédiatement les parents qui se présentent. Enfin, dans la loge du concierge, est une rosace qui met en communication tous les services entre eux.

Les lits du dortoir sont disposés parallèlement à la paroi du fond dans des alcôves un peu plus grandes que celles des dortoirs ordinaires. Au milieu de cette paroi, une porte s'ouvre, ce qui permet aux docteurs d'aborder aussi le lit de ce côté. Comme l'entrée est fermée d'un rideau, l'isolement relatif est suffisant pour qu'un contagieux restant une nuit ou plusieurs heures dans son lit, en attendant la visite, ne contamine jamais aucun de ses deux voisins. Il y a là vingt et un lits sans compter la chambre du surveillant ni celle de l'infirmier de garde.

L'hiver, les lits sont parfois tous occupés ; même à ce moment, chaque malade dispose encore d'un cube d'air beaucoup plus que suffisant: plus de 40 mètres cubes par lit. L'aération, d'ailleurs, est facile ; cinq très grandes fenêtres regardent le nord et cinq le midi.

Dans l'antichambre, l'escalier intérieur conduit à l'étage du haut où se trouvent huit chambres particulières, et une petite

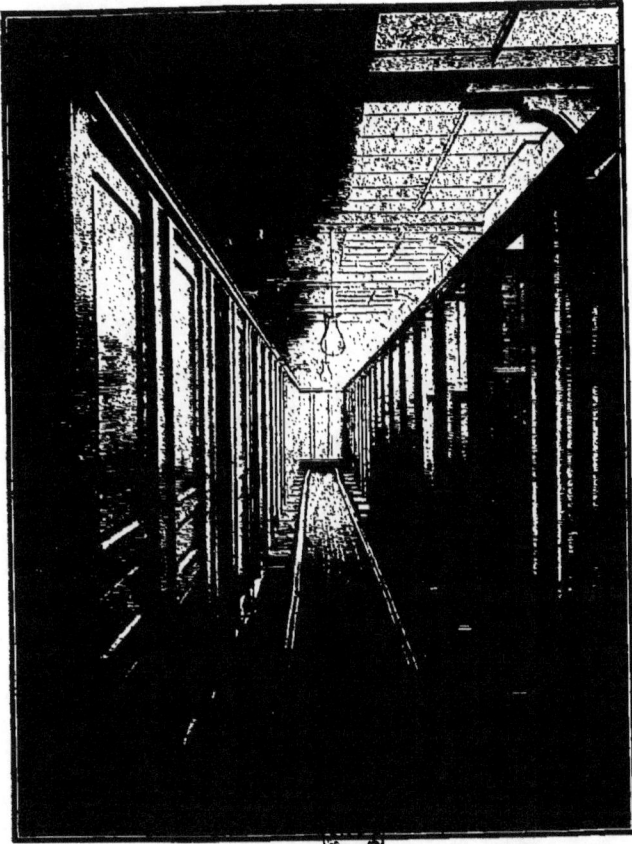

3. — Corridor central de l'Etablissement de douches.

installation de bains indépendante : trois salles à baignoires et une salle de douches.

Chaque chambre est précédée d'un petit vestibule où sont accrochées les blouses qu'on doit revêtir en entrant.

Plafonds et murs sont peints à l'huile et peuvent se laver facilement.

L'éclairage électrique est installé au milieu de la pièce et auprès du lit.

Le chauffage se fait au moyen de cheminées où on ne brûle que du bois.

En face de chaque petit vestibule, le long du corridor central, se trouve un cabinet mansardé, très clair, servant de débarras et de toilette pour le personnel au sortir des chambres.

En résumé, la seule pièce défectueuse est évidemment celle des consultations ; il devrait y avoir une seconde pièce comme salle des pansements.

Service médical. — Le service médical est assuré par un médecin consultant, le docteur Merklen, de l'hôpital Laënnec ; un chirurgien consultant, le docteur Michaux, de l'hôpital Lariboisière ; deux laryngologiste : les docteurs Marage et Colinet ; un ophtamologiste : le docteur Landolt ; le médecin ordinaire. Deux infirmiers sont attachés en permanence à l'École ; leur service commence à 6 heures du matin et finit vers 7 heures du soir. Chacun d'eux couche à tour de rôle à l'infirmerie. Ils suivent la visite des médecins, assurent par eux-mêmes l'exécution des prescriptions ; font les pansements de peu d'importance ; tiennent à jour les deux registres et pèsent les élèves désignés.

Des infirmiers spéciaux sont placés auprès des grands malades pour les soins du jour et de la nuit. Trois garçons sont chargés des services de cuisine et de propreté.

Médecin et chirurgien consultants font d'ordinaire une visite par semaine ; mais ils viennent, en outre, aussi souvent que l'exigent les cas sérieux. L'autorité attachée à leurs noms donne toute garantie aux familles des jeunes gens.

Le médecin ordinaire fait au moins une visite par jour ; parfois deux et trois suivant le nombre des malades et la gravité de leur affection. Le Préfet des Etudes ou, en son absence, le Sous-Préfet assiste toujours aux consulations. Chaque matin la consultation commence à 7 h. 40. Les cas sérieux sont séparés pour être examinés ensuite plus attentivement ; les autres sont renvoyés, s'il y a lieu, à la classe de 8 heures.

Puis vient la visite du dortoir et des chambres. Je n'ai pas à insister sur l'attention dont les malades sont l'objet ; je dirai seulement que la pensée de limiter la propagation des maladies contagieuses aiguës ou chroniques occupe sans cesse l'esprit du médecin, et que dans aucun milieu hospitalier, en dehors des services de contagieux, il n'est fait plus d'examens de crachats et d'exsudats de la gorge, avec analyse bactériologique très complète.

Si un élève est reconnu atteint de maladie contagieuse, immédiatement il est mis dans une chambre à part. Le service de désinfection désinfecte sa place à l'étude en enlevant livres, cahiers, pupitres, etc., et surtout au dortoir, d'où toute sa literie est portée à l'étuve, pendant que l'alcôve est lavée avec une solution forte de sublimé ou d'alcool.

Nul ne pénètre dans la chambre d'isolement sans avoir au préalable revêtu deux blouses : la première, en bas, à l'infirmerie ; la deuxième, en haut, dans le petit vestibule. En sortant, médecin ou visiteur se rend dans le cabinet en face de la chambre pour faire la toilette de ses mains et de sa figure.

Après chaque malade, la chambre est désinfectée avec le plus grand soin.

Enfin, deux chambres de l'étage supérieur sont réservées aux cas de chirurgie, et l'une d'elles sert de salle d'opération en cas d'urgence. On y a pratiqué des ablations d'appendices, des cures radicales de hernies, des ponctions d'articulations, sans avoir jamais le plus petit accident. Ce résultat prouve que la désinfection des chambres est suffisante.

Il faut aussi rappeler ici le dortoir des « dormeurs » dont j'ai déjà parlé. Il arrive fréquemment que des jeunes gens fatigués mais non malades ou des convalescents ont besoin d'un sommeil prolongé. L'infirmerie ne peut les recevoir : ils y seraient gênants et ne pourraient rien prendre de bon au contact des malades. Le médecin les envoie pour quatre, cinq ou huit nuits de suite à ce dortoir spécial, dans un bâtiment très calme, loin de tout bruit.

En terminant ce chapitre, je tiens à signaler une pratique qui est certainement défectueuse. Les élèves, soumis à un régime alimentaire particulier, montent à l'infirmerie prendre leur repas

supplémentaire de 10 h. 1/2 et de 4 h. 1/2. Ils sont donc exposés à se trouver parfois en contact avec des malades.

Il faudra installer à leur usage un réfectoire des régimes.

Par contre, un point du règlement qui me paraît excellent
est celui qui défend à l'élève malade de recevoir aucune visite
de ses camarades. Les maîtres eux-mêmes ne montent le voir
qu'avec autorisation du Préfet des Etudes.

Statistique médicale. — L'installation et le fonctionnement
de l'infirmerie, tels que nous venons de les décrire, répondent-
ils aux besoins de l'Ecole? Ont-ils donné des résultats en rapport avec les améliorations faites et les sacrifices consentis?
Pour répondre à ces questions il suffit de mettre quelques chif-
fres sous les yeux du lecteur :

Les fiches ont été créées au mois de novembre 1902 : 325
sont encore blanches ; 175 ont reçu des annotations plus ou
moins nombreuses.

Il y a donc pour l'année scolaire écoulée une proportion de
35 0/0 de malades ayant passé par l'infirmerie.

Les registres de l'infirmerie sont tenus régulièrement depuis le
1er janvier 1903 ; ils donnent 984 élèves s'étant présentés à la visite
des docteurs, pendant les deux premiers trimestres de l'année,
qui constituent 170 jours de présence à l'Ecole. Ce qui revient
à dire que chaque élève, pendant ce laps de temps est venu à
peu près deux fois à l'infirmerie. Ce chiffre indique une morbi-
dité assez considérable, près de 200 0/0. Cela tient à l'épidémie
de grippe dont près de la moitié des élèves ont été atteints.

Heureusement la mortalité a été nulle depuis 14 mois ; en
mars 1902, nous avions eu le décès d'un domestique.

Les maladies les plus graves : grippes avec 40° ; pleurésies
aigües, broncho-pneumonies, rougeoles, scarlatines, diphtéries,
ont évolué sans complication et guéri simplement comme elles
guérissent en ville dans les milieux les plus confortables et les
plus favorisés au point de vue de l'hygiène.

Voici l'énumération des affections sérieuses observées durant
cette année :

46 grippes, ayant eu de 39°5 à 41° ; 4 pleurésies dont 3 ponc-
tionnées ; une broncho-pneumonie très sérieuse de 25 jours de
durée ; 10 bronchites ; 3 otites suppurées ; 4 cas de diphtérie
isolés, et rapportés du dehors, sans qu'aucun d'eux ait donné
lieu à un autre cas de contagion dans la maison ; une rougeole,

soignée également à l'intérieur de l'Ecole ; 9 cas de scarlatine,
formant le début d'une épidémie qui eût pu devenir très grave
par sa rapide extension, mais qui fut arrêtée net, lorsqu'on eut
découvert la cause initiale, c'est-à-dire une scarlatine fruste,
qui pendant les vacances du jour de l'an avait passé inaperçue
du patient et dont la desquamation semait la contagion dans
l'Ecole (8 cas en une semaine) ; 12 cas d'appendicite, 3 non
opérés, 7 opérés à froid, 2 à chaud ; et, nous le répétons, la
mortalité a été nulle, et la guérison s'est faite aussi régulièrement qu'on pouvait l'espérer d'après la gravité des cas.

II. **Service d'isolement.** — Dans une grande Ecole, l'infirmerie, si bien comprise qu'elle soit, est faite pour les besoins
ordinaires de la vie commune. Elle peut devenir insuffisante
tout à coup au moment d'une épidémie. Lorsque pareille éven-
tualité se présentait autrefois, on cachait le mal le plus longtemps possible, puis lorsqu'il était devenu trop considérable, on
se décidait à un licenciement général de l'établissement atteint.

C'était compliquer l'accident et lui donner une solution désastreuse. Désastreuse pour les élèves qui emportaient en eux le
germe de la maladie, et s'exposaient à aggraver leurs cas par
le voyage ; désastreuse pour les familles qui étaient ainsi expo-
sées à devenir des foyers d'extension de l'épidémie qu'on vou-
lait combattre.

Actuellement les conseils d'hygiène et les médecins les plus
compétents en la matière se prononcent contre le licenciement.
Mais pour garder sans inconvénient ces malades, il faut que
l'Ecole ait un service suffisant, et que ce service soit entièrement
distinct du reste de la maison. Car on doit sécurité aux familles
des élèves atteints, et à celles des élèves à protéger.

Pour les premiers comme pour les seconds, l'installation
doit fonctionner avec autant de garanties qu'en offrent les services de contagieux dans les hôpitaux.

De plus, il est impossible, en pratique, d'empêcher les parents
des jeunes malades, venus parfois de très loin, de voir leurs enfants tous les jours. Il faut donc que le service d'isolement soit
une vraie maison de santé particulière, fonctionnant avec toute
la rigueur d'un service d'hôpital.

Voici les dispositions adoptées « rue des Postes. » :

Le pavillon d'isolement est formé de l'ancien hôtel, habité

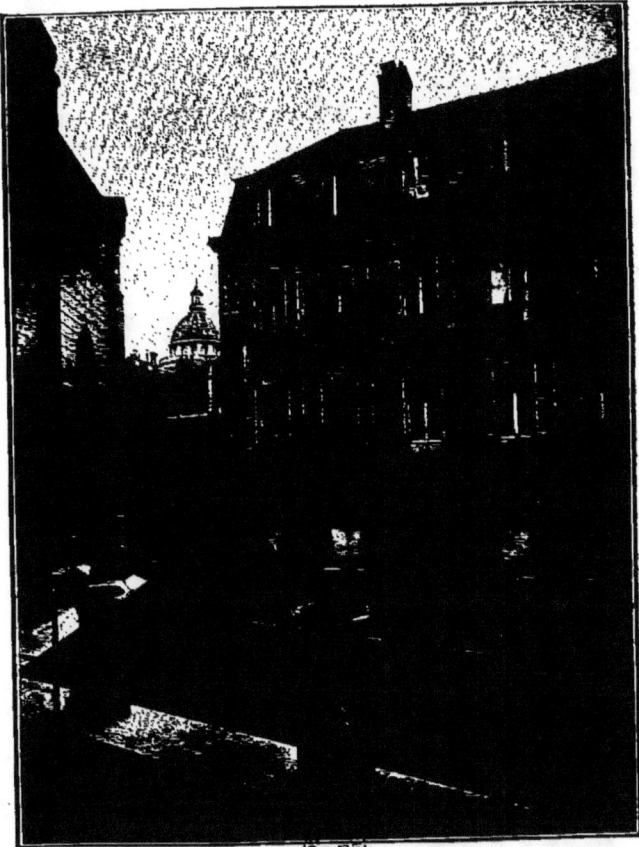

4. — Façade de l'Hôtel Michelet, ou infirmerie d'isolement.

jadis par Michelet, placé au fond d'une cour où ne passent jamais les élèves ; il donne directement sur le dehors. Au rez-de-chaussée, se trouve le bureau du gérant qui garde le bâtiment en temps ordinaire. Le service, proprement dit, se compose de deux étages ; on y accède par un escalier fermé au bas d'une porte dont l'infirmier spécial possède seul la clef ; aucun étranger, aucun malade, les médecins eux-mêmes ne peuvent ni entrer ni sortir, sans qu'on vienne leur ouvrir la porte. Au 1er étage : un palier sur lequel donne la salle des docteurs, espèce de vestiaire dans lequel sont des blouses en nombre suffisant, des porte-manteaux pour les vêtements de ville, des lavabos, et tous les objets nécessaires à la toilette antiseptique des visiteurs qui s'en vont. A droite de cette antichambre, donne la cuisine, à gauche l'enfilade des portes vitrées permettant de surveiller les chambres des malades. La grande est une salle de 4 lits. La petite n'a qu'un seul lit destiné aux malades les plus gravement pris. Ces deux chambres ont accès dans une salle de bains complètement installée qui communique d'autre part avec le palier.

Cet étage ne peut évidemment recevoir que les malades atteints de la même affection. Mais ces dispositons sont très pratiques pour les scarlatineux, les typhiques, tous les hyper-thermiques ayant besoin de bains fréquents. Une des baignoires d'ailleurs est mobile pour être placée au besoin dans la chambre à un seul lit. A l'étage supérieur, se trouvent les water-closets, une chambre-lingerie pouvant aisément contenir trois lits d'infirmiers, puis deux grandes salles de malades à 5 lits chacune. Toutes ces pièces sont indépendantes et donnent sur un corridor commun. Ce second étage est destiné surtout aux maladies contagieuses, comme la rougeole, la diphtérie, les oreillons, qui ne nécessitent pas de bains journaliers.

Cette année, une des grandes pièces a servi de salle d'étude pour les convalescents de scarlatine. C'est là que des professeurs externes venaient donner des leçons aux convalescents qu'on ne pouvait pas encore envoyer en classe, parce qu'ils n'avaient pas achevé de desquamer.

Tout le service d'isolement a des murs blancs, peints à l'huile et des parquets aux carreaux enduits de siccatif. Dès qu'une pièce est libre, elle est complètement lavée et désinfectée. Le règlement suivant affiché dans le vestiaire à l'entrée, permet de se rendre compte du fonctionnement.

INFIRMERIE RÉSERVÉE

Il est interdit de pénétrer dans l'infirmerie réservée sans autorisation spéciale de M. le Préfet.

On doit, en entrant dans la salle des docteurs, quitter : manteau, voilette et chapeau, et mettre une première blouse recouvrant complètement les autres habits.

Si l'on a permission de voir les malades, il faut, en entrant dans les chambres revêtir une seconde blouse par-dessus la première. Ces secondes blouses sont toujours accrochées près de la porte d'entrée à l'intérieur de la chambre.

Les visiteurs, en sortant, quittent la seconde blouse à la porte de la chambre du malade, et la première dans la salle des docteurs où ils les ont prises. Puis ils se lavent soigneusement les mains au savon et se pulvérisent de l'eau de Cologne sur les cheveux et la barbe avant de s'habiller pour partir.

Aucun malade ne peut recevoir de friandises ou aliments quelconques sans autorisation des médecins.

Aucun convalescent ne peut sortir sans avoir pris un bain et avoir revêtu des habits désinfectés. Tous les objets ayant séjourné dans l'infirmerie réservée, doivent être détruits ou désinfectés avant leur sortie.

Les visites ne peuvent avoir lieu que de 10 heures à midi et de 2 heures à 5 heures ; elles doivent être courtes. Un quart d'heure ou vingt minutes de suite au maximum, mais peuvent se répéter autant qu'on le voudra dans l'horaire fixé.

Les docteurs viennent ordinairement à 8 h. 1/2 du matin et à 6 heures du soir.

On pourra les attendre dans leur salle pour les consulter.

Les infirmiers sont chargés de faire observer ce règlement. Toute infraction grave qui ne serait pas signalée par eux, pourrait entraîner leur renvoi.

Le Préfet des Etudes.

J'ajouterai seulement que tout le linge provenant des malades est jeté à la lessiveuse placée dans chaque salle, et descendu tous les jours à l'étuve de désinfection.

Déclaration. — Tous les cas de maladies contagieuses à déclaration obligatoire, ont été déclarés à la préfecture de police. L'application stricte de la loi, est très facile pour un collège ; je n'ai jamais mis le nom de l'élève, donc il n'y avait pas de secret professionnel en jeu ; et l'adresse mise sur la feuille de déclaration, précisait suffisamment le lieu où était la maladie contagieuse.

L'esprit sinon la lettre de la loi a toujours été satisfait.

III. **Désinfection.** — Le service de désinfection est assuré au moyen d'une chambre étuve dont les murs sont complètement revêtus d'un enduit de ciment, et dont la contenance est d'une douzaine de mètres cubes. Cette pièce est située non loin de la porte d'entrée du service d'isolement, dans un petit corps de bâtiment séparé ; elle renferme un gros poêle lyonnais et le fourneau des lessiveuses.

L'étuve peut fonctionner au formol, à l'acide sulfureux, etc. La désinfection y peut être absolue. Des barres de fer permettent d'y suspendre matelas, couvertures, habits, etc. ; et le désinfectant varie suivant les circonstances pour être mieux approprié.

Les lessiveuses qui proviennent des salles de contagieux et renferment le linge contaminé, reçoivent une solution ainsi composée :

Eau	10 litres.
Cresyline...........................	100 grammes.
Cristaux	100 —
Savon noir	50 —

L'eau y est maintenue à 80° pendant 24 heures. Des expériences faites par mon ami, **M.** le docteur Martin, ont montré que ce procédé assurait une stérilisation complète des microbes et même des spores les plus résistantes, telles que les spores du charbon et du tétanos.

Je dois dire d'ailleurs que les pratiques de désinfection en usage aujourd'hui à l'École Sainte-Geneviève m'ont été inspirées par les procédés employés à l'hôpital Pasteur, procédés que j'ai essayé de reproduire aussi rigoureusement que possible.

Les murs et parquets sont nettoyés ordinairement avec une solution très chaude d'hypochlorite de chaux à 10 0/0.

Le service de désinfection est fait par un personnel étranger à l'infirmerie. Il fonctionne presque constamment, ou du moins est toujours prêt à fonctionner. Dans une pareille agglomération de jeunes gens, il vaut infiniment mieux faire vingt lavages inutiles, que d'en omettre un seul, ou de le faire incomplètement.

IV. **Vaccination.** — C'est pour la même raison que chaque année, peu après la rentrée des classes, tous les élèves sont vaccinés. La proportion considérable des cas où le vaccin a pris, justifie amplement cette revaccination générale.

Le vaccin employé est du vaccin glycériné.

Chaque élève a un vaccino-style spécial. Inutile d'ajouter, que dans ces conditions, il n'y a jamais eu le moindre accident. Grâce à ces précautions, la variole est inconnue depuis long-temps à l'Ecole.

III

EXERCICES PHYSIQUES

Au point de vue hygiène et prophylaxie, la plus grande ini-tiative a toujours été laissée aux collèges, puisqu'ils ne sont guère soumis qu'aux prescriptions s'appliquant également aux particuliers. Et la seule routine administrative a pu devenir un obstacle invincible.

Il est juste d'ailleurs de reconnaître que de grands progrès ont été accomplis. Pendant mon internat, j'ai remplacé trois fois des collègues, internes dans différents lycées de Paris. Je puis maintenant me convaincre, en comparant les pratiques ac-tuelles et les pratiques vieilles seulement d'une dizaine d'an-nées, que l'hygiène s'est tout de même perfectionnée dans nos établissements d'instruction.

I. Education physique. — Il n'en est pas ainsi de l'édu-cation physique, dont les programmes, à l'heure actuelle plus étendus, ont une connexion plus intime avec les classes et les études.

On n'a jusqu'ici presque rien retranché au travail intellectuel, et voici que l'on demande, aux Saint-Cyriens du moins, un grand développement de leurs aptitudes physiques. Nous ne devons pas nous plaindre de cette exigence nouvelle; le difficile est de la concilier avec les anciennes exigences qui subsistent.

Il est désirable qu'une large part soit faite également aux examens d'aptitudes physiques dans les concours pour les autres écoles du gouvernement, à la condition toutefois que

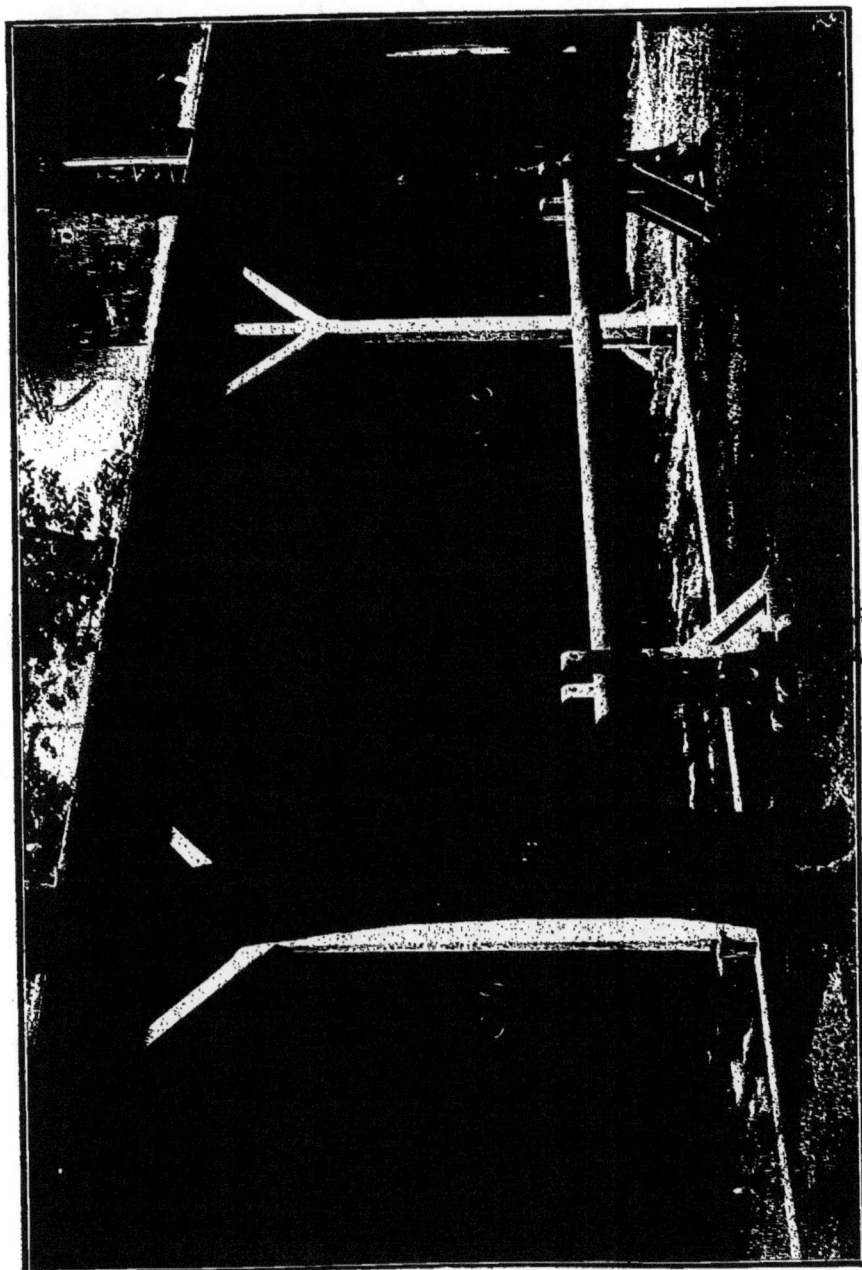

5. — Portiques couverts dans la cour du quartier de la gymnastique.

dans le programme officiel des exercices, on ne voie pas seulement les mouvements exigés des candidats. Il n'y a là que des
moyens; le but est la formation de l'individu, considéré dans son
ensemble. Le vieil adage est toujours aussi vrai ; *Mens sana in
corpore sano.* Chacun des appareils de l'organisme vivant doit
être développé à son maximum ; et c'est ce développement complet qui fera l'être harmonieux, se rapprochant de l'idéal. Com-
bien rarement ce résultat est-il obtenu, même dans les organismes simples ; à plus forte raison dans l'organisme si complexe d'un jeune homme sur le point d'achever sa croissance
intellectuelle et physique en même temps.

II. Psycho-physiologie sommaire. — Ce serait une
erreur de croire que le travail cérébral suffit à quelques uns, et
à d'autres le travail musculaire. Chez tous, en réalité, il faut les
deux, mais à des doses très variables. Trois systèmes ou appareils doivent préoccuper sans cesse l'éducateur : l'appareil digestif, le système musculaire, le système cérébral. Pour avoir un
fonctionnement cérébral suffisant, il faut que les fonctions digestives s'accomplissent bien. Avec un mauvais estomac, pas de
travail régulier, souvent pas de travail utile. Le cerveau le
mieux doué est donc diminué et parfois comme annihilé par un
système digestif fonctionnant mal.

De même, la musculature la plus puissante est vite atrophiée,
si les fonctions digestives sont altérées.

Le premier point sera donc d'assurer le bon fonctionnement
de l'appareil digestif. Cela acquis, la tâche n'est pas achevée.

Les jeunes gens peuvent pour la plupart se ranger en deux
grandes catégories : les cérébraux et les musculaires.

Aux premiers il faudra demander beaucoup de travail intellectuel, et moins d'exercices physiques. Ils ont d'ailleurs le travail
facile en général, il n'est guère besoin de les exciter. Mais on
doit encore exiger d'eux le minimum d'exercices que doivent
donner leurs muscles. C'est à cette condition que le cerveau
donnera de son côté son maximum.

Il est à noter cependant que les cérébraux devront parfois suspendre les exercices, au moment d'un surmenage intellectuel, à
la veille d'un concours. Lorsque le cerveau absorbe, pour ainsi
dire à lui tout seul, la vitalité de l'organisme entier, les exercices
même modérés deviennent un surmenage physique s'ajoutant au

surmenage cérébral, et ne peuvent que faire baisser, en qualité et en quantité, le travail intellectuel.

Les musculaires ont la même aptitude aux jeux violents et à la fatigue prolongée que les cérébraux à l'exercice de l'esprit. Pour eux, les exercices physiques répétés, loin d'être une fatigue, sont au contraire un excitant salutaire au travail cérébral. Le développement presque exagéré de leur système musculaire, devient en quelque sorte un point d'appui pour le reste de l'organisme. Il *compense*, pour ainsi parler, le système cérébral moins développé.

Ce mot de *compensation* a d'ailleurs pris place en médecine et en physiologie. Il est employé dans cette acception depuis assez longtemps par le docteur Sigaud, de Lyon.

Les cérébraux font donc de la compensation cérébrale dans leur organisme, et les musculaires de la compensation musculaire.

Les jeunes gens qu'on peut ranger nettement dans une de ces deux catégories, portent en eux de graves causes d'infériorité pour l'avenir. Dès que faiblira le fonctionnement de leur cerveau pour les premiers, et de leurs muscles, pour les seconds, il ne leur restera aucun autre appareil dont le développement accentué pourrait compenser l'affaiblissement des autres. Aussi, les mieux préparés pour les luttes de la vie sont-ils, sans conteste, ceux qui ont à la fois un bon estomac, des muscles et un cerveau équilibrés. Ils pourront faire plusieurs *compensations* dans les différentes périodes de leur existence : au début par exemple, une vie plutôt physique compensera le peu de temps donné au travail cérébral ; plus tard, les responsabilités d'une fonction importante, des recherches scientifiques compenseront par une excitation cérébrale intense les méfaits de la sédentarité et de l'inertie physique.

En regardant autour de soi, on trouve trop aisément, hélas ! des noms à mettre sur chacun des types que nous venons d'esquisser. C'est un jeune ingénieur qui débute brillamment par des succès aux Ecoles, entre dans la grande industrie sur le crédit de sa réputation et s'y éteint, au bout de quelques années, pour finir inaperçu dans quelque filière administrative sans avoir jamais rien produit de personnel. Celui-là était un cérébral qui n'avait développé que ses facultés intellectuelles sans s'occuper du reste de son organisme, et de bonne heure avait achevé sa compensation cérébrale.

Le type musculaire est peut-être encore plus fréquent. C'est un officier très coté dans son régiment, aimé de ses hommes, aimant lui-même son métier, comme on dit bien improprement.

Pour mieux assurer son avenir, il accepte un emploi qui le contraint à une vie sédentaire. Plus d'exercices au grand air : une bonne partie de son temps se passe dans un bureau plus ou moins défectueux au point de vue de l'hygiène. Le travail lui devient bientôt difficile ; sa volonté triomphe encore pendant quelques années, puis faiblit à son tour. Peu à peu viennent la ruine de l'organisme, l'anéantissement de la personnalité. Celui-ci a fait de la compensation musculaire, puis a décliné d'une façon définitive aussi bien que l'autre.

Tel n'est pas le sort, heureusement de ceux dont le développement est bien proportionné. On dirait, par comparaison, qu'ils ont plusieurs existences à dépenser. Jusqu'à un âge assez avancé, ils paraissent vieillir peu. Préoccupations, travaux et chagrins ne les abattent jamais longtemps ni complètement. Ils gardent le calme de la puissance dans les plus grandes difficultés. Ils sont capables de fournir, par moments, une somme vraiment extraordinaire de labeur, aussi bien physique qu'intellectuel. On croirait qu'ils se reposent de l'un par l'autre.

III. Réforme des exercices. — Ces quelques notions de psycho-physiologie n'ont pas d'autre prétention que de montrer d'une part l'importance des exercices physiques, d'autre part toutes les difficultés de l'éducation rationnelle d'un jeune homme, et à plus forte raison, l'habileté nécessaire pour diriger à ce point de vue un groupe de quatre à cinq cents jeunes gens.

Dans la direction que l'on donne à un jeune homme, son avenir tout entier doit déjà être envisagé ; il n'aura point d'éducation intellectuelle complète, s'il n'est tenu un large compte des aptitudes physiques. Nous commençons seulement en France à nous en apercevoir ; une négligence indéfiniment prolongée à rendu tout à fait insuffisante l'éducation physique d'un trop grand nombre. Plus tard, en réalité, le cerveau peut parfaire un développement inachevé. L'homme adulte complétera l'instruction du jeune homme ; tandis qu'un estomac qui n'aura jamais eu la formule alimentaire, c'est-à-dire le régime qui lui convient, verra de bonne heure son fonctionnement compromis, et qu'un système musculaire mal développé manifestera son insuffisance par de la fatigue générale et de l'inertie cérébrale au moindre effort prolongé.

Ces préliminaires exposés nous permettront de mieux comprendre ce qui a été fait depuis peu à l'Ecole Sainte-Geneviève, et à quel point de vue on s'est placé.

Faire exécuter correctement par les élèves les exercices prescrits par les programmes de Saint-Cyr n'a pas été le seul objectif. La Direction a surtout voulu faire servir ces exercices au développement normal de tous les jeunes gens, en étudiant la façon dont le travail physique pourrait être combiné avec celui de l'étude ; en tenant compte aussi des aptitudes individuelles et en complétant enfin ce programme par des exercices préparatoires utiles à tous, ou des exercices spéciaux appropriés à des cas particuliers.

Ce sont ces considérations qui nous ont fait introduire cette année, au mois de février, la gymnastique suédoise à l'Ecole.

C'était la première fois, croyons-nous, qu'un grand collège français l'essayait, et nous y insistons, car ce ne sont pas seulement des mouvements qu'on a fait faire aux élèves, mais bien la leçon rationnelle de gymnastique pédagogique.

IV. La gymnastique suédoise.

IV. **La gymnastique suédoise.** — La gymnastique suédoise mérite ce titre de *pédagogique* parce qu'elle s'applique d'une façon plus normale aux enfants dont la croissance n'est pas achevée qu'aux grandes personnes pour lesquelles elle ne peut être qu'une gymnastique d'entretien ou une gymnastique médicale.

Son but étant de développer harmonieusement le corps humain, elle doit être la base de toute l'éducation physique dont la gymnastique française, un peu spécialisée, suivant les carrières auxquelles on se destine, deviendra alors, à bon droit, le couronnement. La réforme de la gymnastique dans notre pays est partout orientée maintenant dans le même sens. Ecoles ou régiments, partout les mouvements nouveaux d'assouplissement sont presque tous imités des mouvements suédois. L'orientation est bonne, mais si la réforme ne doit pas aller plus loin, et si d'autre part elle est trop exclusive, on s'apercevra bientôt qu'elle ne donne point les résultats promis, et le succès de la gymnastique vraiment rationnelle pourra, par suite d'une double erreur, être compromis pour longtemps en France. Il faut, pour

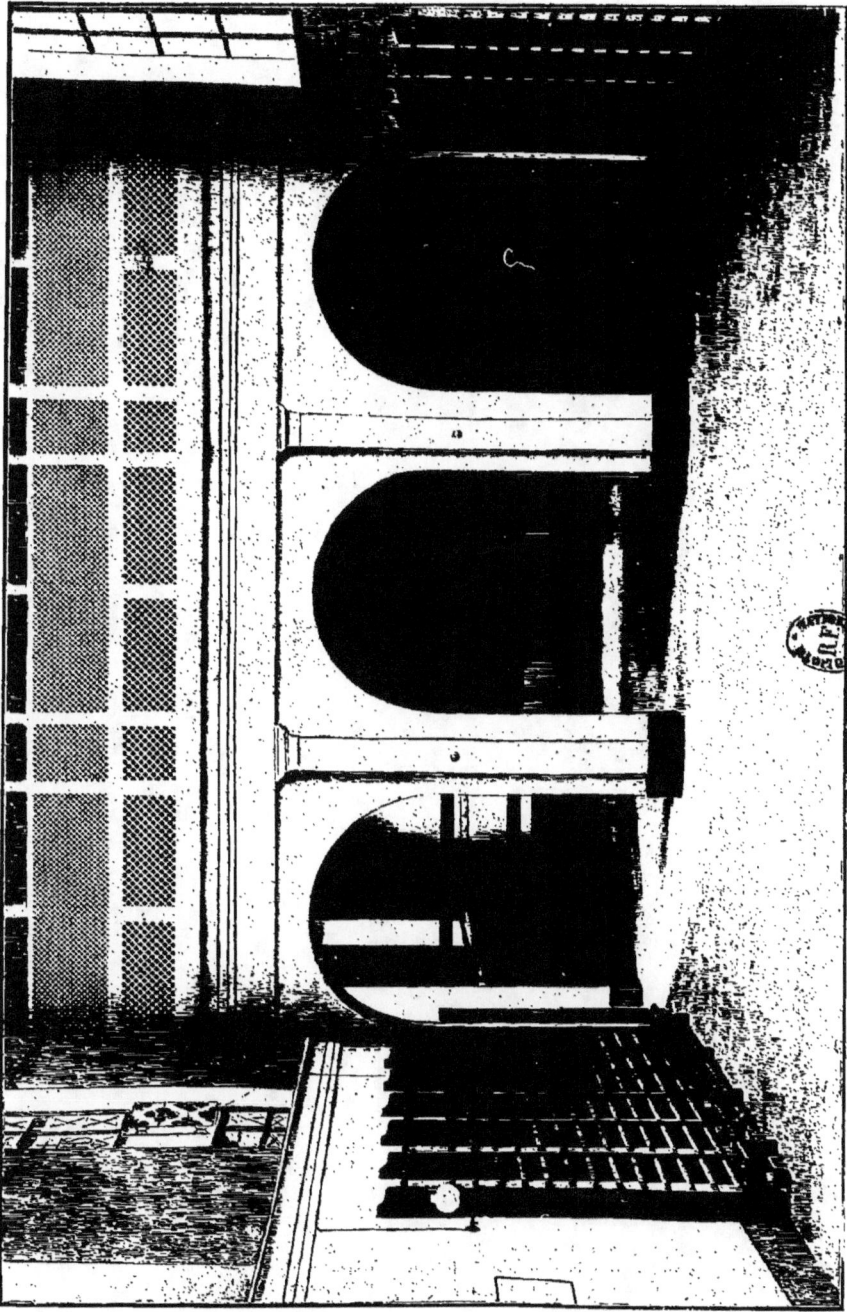

6. — Bommes et Espaliers dans l'ancienne chapelle. Quartier de la gymnastique.

l'assurer, d'une part, mettre en pratique la méthode suédoise toute entière dans les écoles ; et, d'autre part, ne pas abandonner tout à fait la gymnastique française dans les régiments.

Le commandant Blandin, qui dirige actuellement Joinville, et son second, le capitaine Armand, l'ont admirablement compris.

Grâce à l'habileté avec laquelle ils ménagent une période de transition et de tâtonnements scientifiques à la grande réorganisation de la gymnastique dans l'armée française, nous espérons qu'enfin nos régiments et par suite la nation elle-même vont se trouver bientôt dotés d'une méthode d'éducation physique satisfaisant la raison et répondant à tous les besoins de la vie journalière.

Nous ne devons pas oublier, en effet, qu'une fois le développement normal acquis pour l'ensemble du corps humain, il faut donner à tel ou tel système particulier, la supériorité que nécessitent les différentes professions, et qu'en même temps il faut développer chez l'homme, les qualités de hardiesse, d'endurance, d'émulation qui pourront lui assurer le triomphe dans la défensive et dans l'offensive de la lutte pour la vie.

La gymnastique française retrouvera là, en partie, son emploi nécessaire, mais il est évident qu'elle doit être précédée de la gymnastique suédoise dont elle formera comme la série des *exercices d'application*.

Or, la gymnastique suédoise ne vaut pas seulement par ses mouvements, mais surtout par *la leçon*, c'est-à-dire par l'ordre dans la succession des mouvements. Cette leçon repose sur des données anatomiques et physiologiques très précises. Elle a été réglée avec une rigueur, en quelque sorte mathématique, par le suédois Ling au commencement du siècle dernier.

Dans cette leçon, chaque groupe de muscles est exercé avant ou après le groupe des muscles antagonistes ; les mouvements d'exercices respiratoires suivent les mouvements qui ont fait affluer le sang aux membres supérieurs et inférieurs.

Cette série de mouvements constituant la première partie de la leçon peut se représenter par une courbe d'efforts caractéristique.

La seconde partie représente une autre courbe de même forme, mais plus accentuée, les mouvements étant plus pénibles.

La troisième courbe est constituée par un effort très violent et rapide.

Enfin une quatrième série de mouvements donne une courbe
peu accentuée : les mouvements n'étant plus que des exercices
respiratoires.

Et, quand se termine la leçon, qui doit durer 35 minutes, le
pouls, la respiration sont revenus au calme du début.

Il est facile de voir que tout est ici raisonné, mesuré, adapté.
Il y a là une précision qui n'a jamais été recherchée dans les
autres exercices physiques.

Aussi est-ce avec bonheur que tous les hommes compétents
saluent l'introduction de cette méthode dans notre armée. Mais,
je le répète, pour que le nouveau règlement du ministère de la
Guerre, en date du 22 octobre 1902, produise des améliorations
réelles et durables, il faut, avant tout, former des instructeurs
qui soient parfaitement au courant de la nouvelle méthode, qui
connaissent les moyens employés et qui aient vraiment compris
le but à atteindre. L'Ecole de Joinville prend donc actuellement
une importance très grande puisque c'est elle qui forme les
instructeurs. D'elle seule dépend le succès ou l'insuccès de la
réforme.

V. Historique des modifications. — L'année der-
nière encore, les exercices physiques se réduisaient, pour les
élèves de l'Ecole Sainte-Geneviève, à quelques leçons faculta-
tives d'équitation et d'escrime.

Seule, la division des Saint-Cyriens avait, pendant cinq mois,
deux demi-heure de gymnastique obligatoire.

L'équitation est un exercice trop dispendieux pour qu'on
puisse y contraindre souvent les élèves de petite et moyenne
fortune ; mais il y a un minimum que l'on peut obtenir, sans
grand frais, grâce à des arrangements amiables avec les ma-
nèges où fréquente l'Ecole. Et cette année tous les Saint-Cyriens ont pu ainsi faire un peu de cheval. Malheureusement,
l'horaire des classes ne permet pas de placer la leçon d'équitation à une autre heure que midi et demi, c'est-à-dire de suite
après le principal repas ; et il peut toujours y avoir quelques
inconvénients pour la digestion dans les secousses violentes
du cheval.

C'est à la même heure que se placent l'escrime et la gymnastique, non sans quelques inconvénients aussi. Comme nous
l'avons dit déjà, il serait bien à désirer qu'on pût prolonger

cette grande récréation d'une demi-heure, de façon à laisser, de midi et demi à une heure, un peu de temps entre le repas et les exercices physiques.

L'escrime est facultative pour les Centraux et les Polytechniciens ; les deux tiers des candidats en font ; elle est obligatoire pour les Saint-Cyriens. Les leçons sont de 10 minutes. Chaque division a sa salle d'armes.

Je ne parle que pour mémoire de la natation, qui est seulement pratiquée pendant quelques semaines lorsque la température permet de prendre des bains de rivière. On ne saurait trop déplorer d'ailleurs l'abandon de cet exercice, un des plus utiles, et peut-être le plus complet et le plus rationnel.

Il n'y avait donc autrefois que deux demi-heure de gymnastique et pour les seuls Saint-Cyriens. Il ne s'agissait que d'apprendre à exécuter quelques mouvements à la veille du concours. Il n'était pas question d'un enseignement méthodique concourant au développement et au perfectionnement des élèves.

Au mois d'octobre 1902, le programme des aptitudes physiques pour l'École spéciale militaire fut considérablement augmenté. Un coëfficient très élevé lui donna grande importance aux yeux des concurrents. La Direction de Sainte-Geneviève résolut alors d'avoir des gymnases couverts, en outre des portiques et des agrés installés dans chaque cour. Une ancienne chapelle fut aménagée à cet effet ; une partie de la cour voisine fut couverte, et l'on eut ainsi tout un quartier réservé où l'on amena tous les jours les Saint-Cyriens par sections d'une cinquantaine. Au bout de quelques mois de ce régime, il fut aisé de constater que non seulement les candidats à Saint-Cyr faisaient des progrès en gymnastique, mais encore que leur division, la plus nombreuse, et la seule où la gymnastique fût obligatoire et fréquente, était celle qui fournissait le moins de malades. Cela fut évident surtout pour le trimestre d'hiver.

Devant un fait aussi palpable, résolution fut prise d'introduire la gymnastique dans les autres divisions. Chacune d'elles fut munie d'un matériel très complet, et tous les jours un moniteur de gymnastique est en permanence dans les cours pendant la grande récréation. De la sorte, tout élève capable de comprendre l'importance des exercices physiques, peut s'entraîner régulièrement, et, bien dirigé, arrive à faire des progrès rapides. La présence permanente d'un moniteur, en même temps qu'elle met en sécurité contre les accidents possibles, garantit la responsabilité des surveillants et de l'Ecole.

Actuellement l'enseignement de la gymnastique est assuré par un chef de service très expérimenté, assisté d'une douzaine de moniteurs dont il est responsable. Le maître de la gymnastique passe d'une cour à l'autre entre midi et demi et une heure et demie, choisit les exercices, inspecte instructeurs et élèves. Dans son quartier réservé, il divise les Saint-Cyriens par groupes d'une dizaine pour un moniteur ; deux ou trois groupes travaillent dans l'ancienne chapelle, très claire et très haute. Deux ou trois travaillent dans la cour. Sous les portiques couverts, le sol a été asséché par une épaisse couche de mâchefer recouverte d'un beton imperméable et de 60 centimètres de sciure. De cette façon, on est également à l'abri de l'humidité et des accidents. Le reste de la cour, où l'écoulement des eaux est assuré par une dénivellation spéciale, est ombragée par de grands arbres, élagués jusqu'à 8 ou 10 mètres de hauteur, pour ne pas entretenir l'humidité.

Soixante-dix élèves peuvent manœuvrer à l'aise dans la cour, et en cas de pluie, dans la salle. Tous les sacrifices consentis par le Conseil d'administration de l'Ecole ont été récompensés par les progrès les plus encourageants.

VI. Candidats refusés à la révision. — Cette organisation avec son fonctionnement régulier, semblait répondre à tous les besoins pour un temps assez long, lorsqu'au mois de février dernier l'on eut la déception de voir vingt-trois élèves, dont quelques-uns à limite d'âge, refusés à la révision pour mauvaise conformation thoracique. Quelqu'inattendu que fût l'événement, dont la cause était une plus grande sévérité très légitime d'ailleurs, il fallut aviser au plus vite et trouver une solution satisfaisante. C'est alors que, connaissant par une expérience personnelle de plusieurs années, les admirables bénéfices que donne la gymnastique suédoise, j'eus l'idée de confier les ajournés à M. Kumlien, médecin-gymnaste de Stockholm, le seul Suédois qui dirige à Paris un établissement complet d'après la méthode Ling. Je dois dire tout de suite que le succès dépassa les espérances permises : il y eut 5 leçons par semaine, du 4 février au 4 avril, de 5 h. moins 1/4 à 5 h. 1/2 du soir. Les candidats

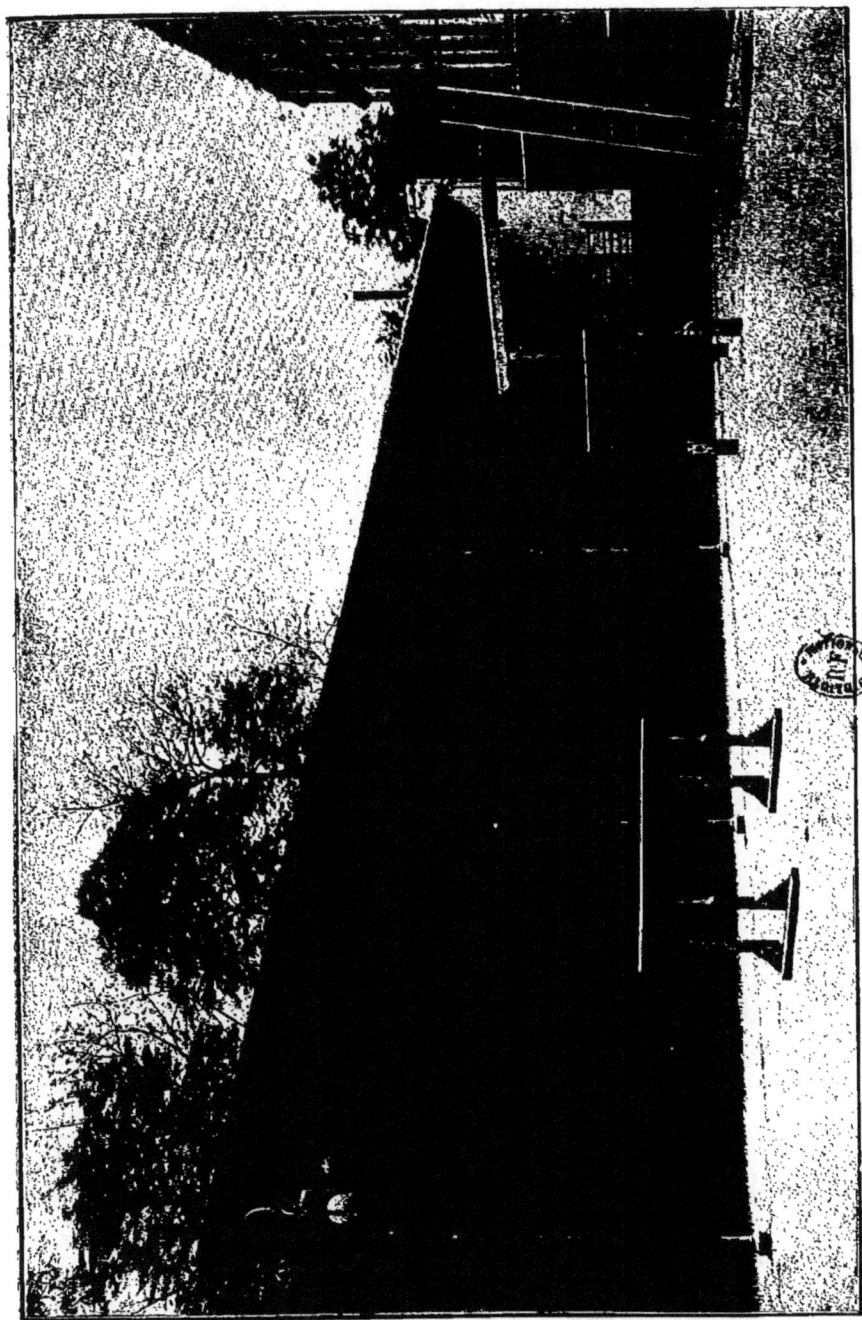

7. — Installation sous l'abri de l'une des quatre divisions. (Polytechniciens.)

dont l'avenir était en jeu, mirent dans les exercices la plus grande énergie. Deux seulement se lassèrent qui furent définitivement refusés en avril par le conseil de révision, tandis que les vingt et un autres furent acceptés.

Ce résultat pourrait se passer de tout commentaire, néanmoins il comporte quelques réflexions. Un des élèves fut examiné les deux fois par le même médecin-major, qui ne put s'empêcher de manifester son étonnement en présence d'une modification si rapide. Nous avons pris nous-mêmes le périmètre thoracique le 4 frévrier ; le 4 mars, nous trouvions une augmentation moyenne de plusieurs centimètres par élève (1).

Réformés.

NOMS	5 Février	5 Mars	3 Avril
397	0m 805	0m 84	»
132	0 86	0 86	0m 875
263	0 82	0 855	0 865
250	0 84	0 88	0 915
463	0 78	0 84	»
28	0 965	0 97	»
113	0 84	0 88	»
307	0 815	0 815	»
231	0 795	0 835	»
216	0 805	0 86	»
202	0 82	0 855	»
122	0 835	0 88	0 885
332	0 81	0 85	0 875
406	0 83	0 84	»
228	0 83	0 845	»
464	0 82	0 855	»
409	0 81	0 805	»
214	0 77	0 815	»
366	0 83	0 86	»
277	0 84	0 86	»
477	0 905	0 93	»

En résumé, sur 21 dont les mesures ont été prises à un mois d'intervalle, nous voyons que :

(1) Le périmètre thoracique a été pris avec une grande précision ; on a mesuré la ligne passant par les mamelons et l'angle inférieur des omoplates avec un centimètre muni d'un ressort donnant toujours la même pression.

Le n° 409, soit 1, a perdu 5 millimètres ;

Les nᵒˢ 132 et 307, soit 2, n'ont ni perdu ni gagné ;

Les 18 autres ont gagné de 5 millimètres à 5 cent. 5, soit une moyenne de 2 cent. 3, pour chacun des 21 élèves pris en bloc.

Quelques-uns parmi eux, comprenant l'utilité d'une pareille gymnastique, voulurent continuer jusqu'aux vacances de Pâques; ils furent largement récompensés de leur bonne volonté.

Le n° 132 qui n'avait rien gagné, augmenta de 1 cent. 5 pendant le second mois ;

Le n° 250 atteignit 91 cent. 5, soit un gain de 7 cent. 5 en moins de 2 mois ;

Le n° 122 gagna 5 centimètres et le n° 332, 6 cent. 5 dans le même laps de temps.

Après une si belle expérience, il était naturel de songer à faire bénéficier de la gymnastique suédoise tous les élèves dont le développement physique laissait encore à désirer. Sur inspection du Préfet des Études, des surveillants et du médecin, 80 des plus jeunes furent indiqués dans la division de mathématiques élémentaires. Ces 80 élèves furent amenés par groupe à ma visite. Plus de 60 furent désignés pour prendre des leçons de gymnastique suédoise. Divisés en deux séries d'une trentaine, ils ont travaillé, depuis la rentrée de Pâques jusqu'à la fin de juin, chacun trois fois par semaine, avec M. Kumlien, dans la grande salle, spécialement aménagée. On trouve en effet dans l'ancienne chapelle, trois hommes comprenant toute la largeur, 14 espaliers et de longues banquettes basses. Ce sont là tous les appareils indispensables pour donner la leçon.

En dehors de ces leçons particulières, tous les élèves de l'École ont pu commencer un peu les mouvements respiratoires, qu'on se propose de rendre obligatoires, l'an prochain, pour beaucoup.

Dans toutes les cours de récréation, sous les grands abris, les espaliers ont été installés par douzaines, et les hommes par séries de trois, de façon à permettre aux jeunes gens de bonne volonté un entraînement régulier. Une fois par semaine, M. Kumlien a donné la leçon, et les moniteurs de gymnastique ont pu surveiller les mouvements les autres jours.

Telle est l'organisation qui a fonctionné depuis trois mois ; et voici les mensurations faites, au point de vue du périmètre thoracique et de la capacité pulmonaire, le 24 avril et le 24 juin :

Élémentaires.

NOMS	29 Avril				22 Juin			
	PÉRIMÈTRE THORACIQUE			CAPACITÉ	PÉRIMÈTRE THORACIQUE			CAPACITÉ
	Minima	Moyen	Maxima		Minima	Moyen	Maxima	
7	0m80	—	0m825	2¹ 6	0m83	—	0m873	2¹ 9
430	0 835	—	0 875	2 75	0 82	—	0 90	3 9
2	0 91	—	0 97	3 85	0 885	—	0 98	4 1
384	0 85	—	0 89	3 2	0 85	—	0 905	3 2
443	0 865	—	0 91	3 7	0 845	—	0 925	4 4
149	0 855	—	0 92	3 1	0 825	—	0 94	3 4
379	0 81	—	0 873	3 1	0 80	—	0 89	3 85
215	0 74	—	0 804	2 5	0 775	—	0 855	3 6
233	0 955	—	0 97	3 6	0 925	—	1 00	3 7
20	0 92	—	0 955	2 8	0 93	—	1 00	3 7
16	0 785	—	0 83	2 81	0 79	—	0 87	3 15
139	0 75	—	0 815	2	0 75	—	0 83	2 2
198	0 81	—	0 845	2 7	0 81	—	0 88	3 2
56	0 83	—	0 88	2 8	0 86	—	0 92	3
296	0 82	—	0 857	3 1	0 83	—	0 92	3 2
520	0 79	—	0 82	2 9	0 77	—	0 84	3 3
426	0 795	—	0 86	3 5	0 805	—	0 87	3 7
275	0 82	—	0 876	3 5	0 86	—	0 92	3 65
4?5	0 74	—	0 785	2 6	0 75	—	0 81	3
355	0 85	—	0 885	3	0 865	—	0 925	3 1
402	0 887	0m91	0 945	3 9	0 935	0m97	1 00	3 6
356	0 845	0 86	0 905	2 95	0 855	0 875	0 92	3 2
141	0 855	0 88	0 915	4	0 88	0 90	0 945	4 1
309	0 875	0 895	0 93	3 8	0 90	0 925	0 975	3 8
475	0 85	0 865	0 89	3 8	0 86	0 885	0 915	4 15
466	0 895	0 91	0 94	3 4	0 915	0 965	0 995	3 3
421	0 795	0 81	0 85	2 9	0 825	0 845	0 90	3
393	0 87	0 88	0 915	3 45	0 90	0 92	0 955	3 6
238	0 88	0 89	0 94	3 5	0 91	0 94	0 98	4 1
271	0 79	0 80	0 85	3 5	0 83	0 85	0 89	3 75
80	0 771	0 789	0 825	2 68	0 78	0 83	0 885	3 1
176	0 87	0 885	0 925	3	0 885	0 925	0 955	3 6
234	0 80	0 835	0 87	3 55	0 80	0 84	0 885	3 5
399	0 875	0 89	0 92	3 55	0 88	0 91	0 95	3 75
405	0 79	0 80	0 85	2 5	0 82	0 84	0 885	2 7
501	0 825	0 835	0 90	3 5	0 86	0 88	0 95	3 55
301	0 845	0 85	0 885	3 1	0 825	0 88	0 915	2 9
270	0 88	0 90	0 94	3 8	0 86	0 93	0 96	3 7
507	0 84	0 85	0 90	3 7	0 86	0 90	0 95	4
519	0 90	0 925	0 945	3 2	0 93	0 96	1 00	3 55
400	0 825	0 85	0 89	4	0 875	0 91	0 945	4 1
492	0 735	0 75	0 79	2 9	0 74	0 79	0 835	3 1
317	0 79	0 805	0 865	2 6	0 81	0 85	0 90	2 9

Pour ces élèves nous avons pris, au spiromètre, la capacité pulmonaire maxima, les périmètres thoraciques maximum et minimum ; et enfin pour les 24 derniers, nous avons ajouté le périmètre thoracique moyen, c'est-à-dire à la fin de *l'expiration* naturelle et non plus de l'expiration forcée.

Nous avons recommencé ces mêmes mesures le 22 juin, soit près de deux mois après, en y apportant la même précision.

En prenant séparément les deux groupes ; nous voyons que les 25 premiers ont gagné en capacité pulmonaire près de 45 centilitres, soit près d'un 1/2 litre chacun en moyenne (1).

Le périmètre maximum a augmenté pour tous de 0,5 à 6,3, soit une moyenne pour chacun de 3 cent. 175.

Quant au périmètre minimum, nous voyons qu'il est resté stationnaire pour 2 ; qu'il a diminué pour 8, et diminué jusqu'à 3 cent. 5. Pour 14, il a augmenté dans des limites comprises entre 0,5 et 5 cent. 2.

L'explication de ce résultat paradoxal en apparence est bien simple.

Les 14 derniers n'avaient pas achevé leur développement ; la gymnastique suédoise l'a complété, et tous les diamètres de la poitrine ont augmenté.

Les 8 premiers paraissaient complètement développés, la gymnastique suédoise a augmenté l'élasticité (c'est-à-dire en réalité la vitalité) pulmonaire.

En diminuant le périmètre thoracique minimum, on expulse une certaine quantité d'air. Cet air, qui peut être expulsé encore après une expiration moyenne, s'appelle en physiologie *air de réserve* ; c'est un air dont une partie de l'oxigène a déjà été utilisé. Étant expulsé, il est remplacé à l'inspiration suivante par de l'air pur plus riche en oxygène. D'où comme conclusion *meilleure ventilation pulmonaire*, par diminution du périmètre thoracique minimum.

Pour les 22 derniers le périmètre minimum a augmenté de 0 à 5 cent. et en moyenne 2 cent. 25 ; le périmètre moyen

(1) La spirométrie, pour donner des résultats probants, doit porter sur un grand nombre de sujets, et devrait être pratiquée souvent. Un rien en effet, un simple rhume, un point de côté, diminuent considérablement la capacité pulmonaire ou respiratoire. C'est le cas de celui dont les périmètres avaient augmenté, et qui au spiromètre accusait une diminution de 80 centilitres.

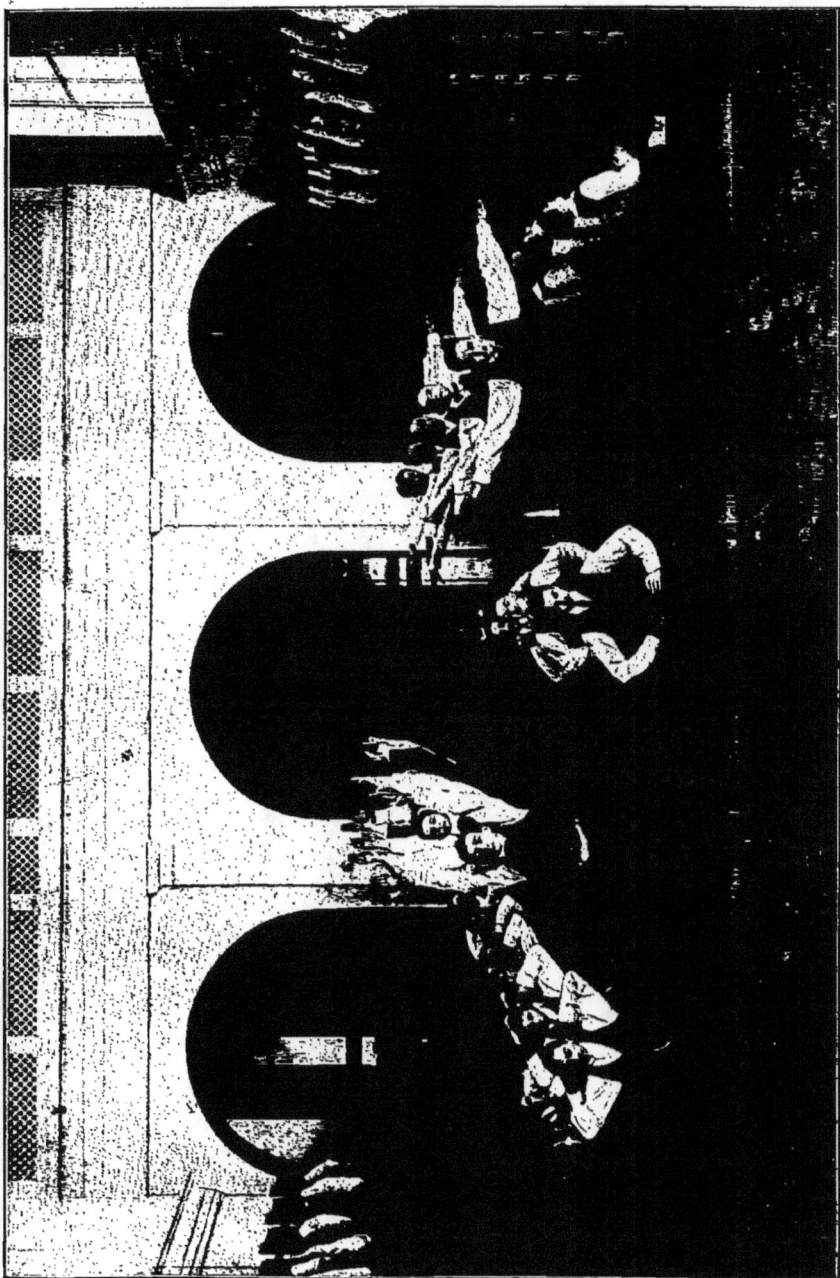

8. — Les Elémentaires prenant une leçon sous la direction de M. KUMLIEN.

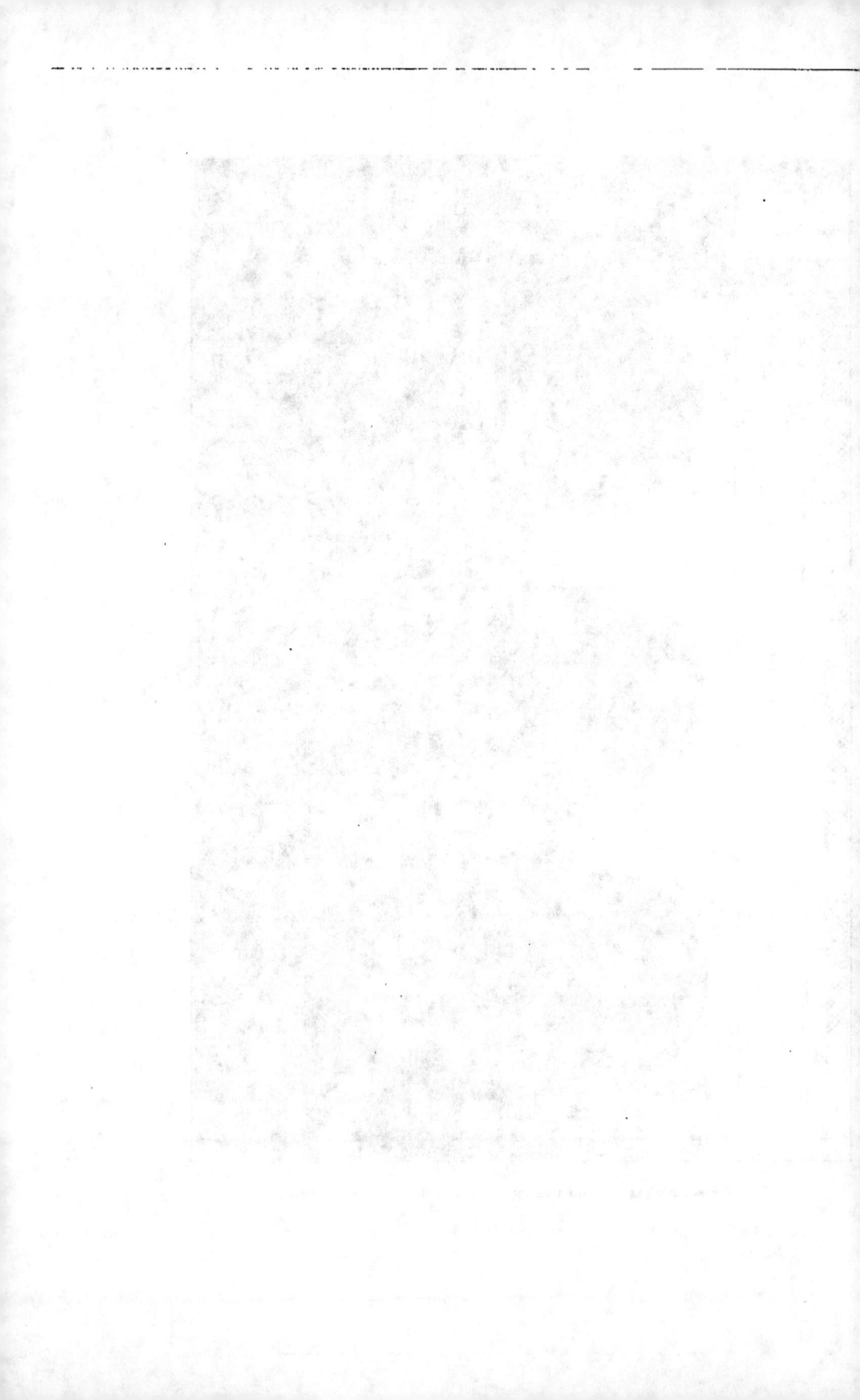

de 0 à 6 centimètres et en moyenne de 3 cent. 55 ; le périmètre maximum de 1 cent. 5 à 6 centimètres et en moyenne de 3 cent. 9.

La spirométrie accuse une diminution pour 4 et une augmentation pour 18. Le gain moyen n'est que de 0 l. 185.

Ceci confirme ce que nous disions plus haut sur les résultats si variable de la spirométrie.

Le périmètre moyen est le moins précis ; aussi pour avoir de la valeur, les mensurations doivent porter sur un grand nombre de cas. Il est très facile en effet, pendant la mensuration, d'expirer un peu plus ou un peu moins fortement.

VII. Ordre hiérarchique des exercices. — Est-il besoin, maintenant, de justifier par d'autres arguments, l'introduction de la gymnastique suédoise à l'Ecole Sainte-Geneviève, même surajoutée à un programme déjà très chargé dans toutes ses parties ? Je ne le pense pas.

Les premiers résultats prouvent que ces exercices pédagogiques sont déjà indiqués dans quelques cas particuliers ; car il est important de remarquer que les vingt et un réformés étaient des élèves pratiquant les exercices exigés par les programmes, ainsi que tous leurs camarades. Ces exercices, dans leur ensemble, étaient donc insuffisants pour ces vingt et un, puisqu'ils n'avaient pas assuré un développement physique convenable.

A notre avis, la gymnastique rationnelle devrait être introduite dans toutes les écoles jusqu'à formation complète des jeunes gens. C'est le seul exercice étudié scientifiquement, qui développe à la fois tous les muscles du corps et les viscères thoraciques, qui mette davantage en activité les muscles fonctionnant le moins dans la vie ordinaire. Cette gymnastique devrait être pratiquée encore plus tard, par ceux qui s'adonnent à un ou plusieurs sports. Tous les sports, en effet, ont un but précis et souvent restreint ; ils développent surtout quelques groupes musculaires plus particulièrement que les autres ; et, au bout de peu de temps, apparaissent des asymétries du thorax et des membres qu'un tailleur habile peut dissimuler, mais qui n'en existent pas moins. Est-ce à dire que tous les sports devraient être remplacés par la gymnastique suédoise ? Bien loin de là ma pensée. Tous les sports doivent être encouragés ; il est préférable d'en pratiquer plusieurs à la fois. Mais

tant que le développement physique n'est pas complet, la gymnastique rationnelle doit avoir la prépondérance. Plus tard, les
organismes étant bien formés, les sports seront utiles, particulièrement aux plus vigoureux. Ils spécialiseront certains de leurs
groupes musculaires, en les adaptant à tel exercice donné où
ils pourront acquérir une perfection que n'eût point permis un
organisme incomplètement développé.

Voilà à mon avis, la place de tous ces exercices physiques :

D'abord la gymnastique suédoise assurant un développement
régulier, ensuite la gymnastique française, ou gymnastique
d'application, la boxe, l'équitation, l'escrime, permettant d'acquérir une supériorité en vue plus spécialement de telle ou telle
carrière.

Dr CHAILLOU,
de l'Institut-Pasteur.

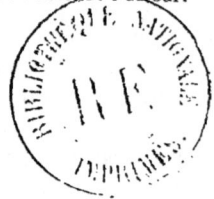

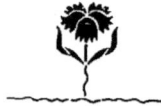

1er Juillet 1903.

Grande Imprimerie de Blois, 2, rue Haute. X 3243

TABLE DES MATIÈRES

Imprimeries réunies du Centre. — Tours et Blois.
Blois, 2, rue Haute.
EMMANUEL RIVIÈRE, ingénieur E. C. P.

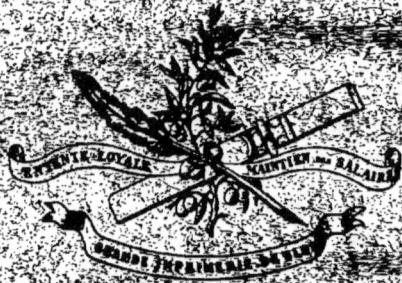

Imprimé sur des papiers payés au tarif accepté par la Fédération
des travailleurs du Livre pour la région.

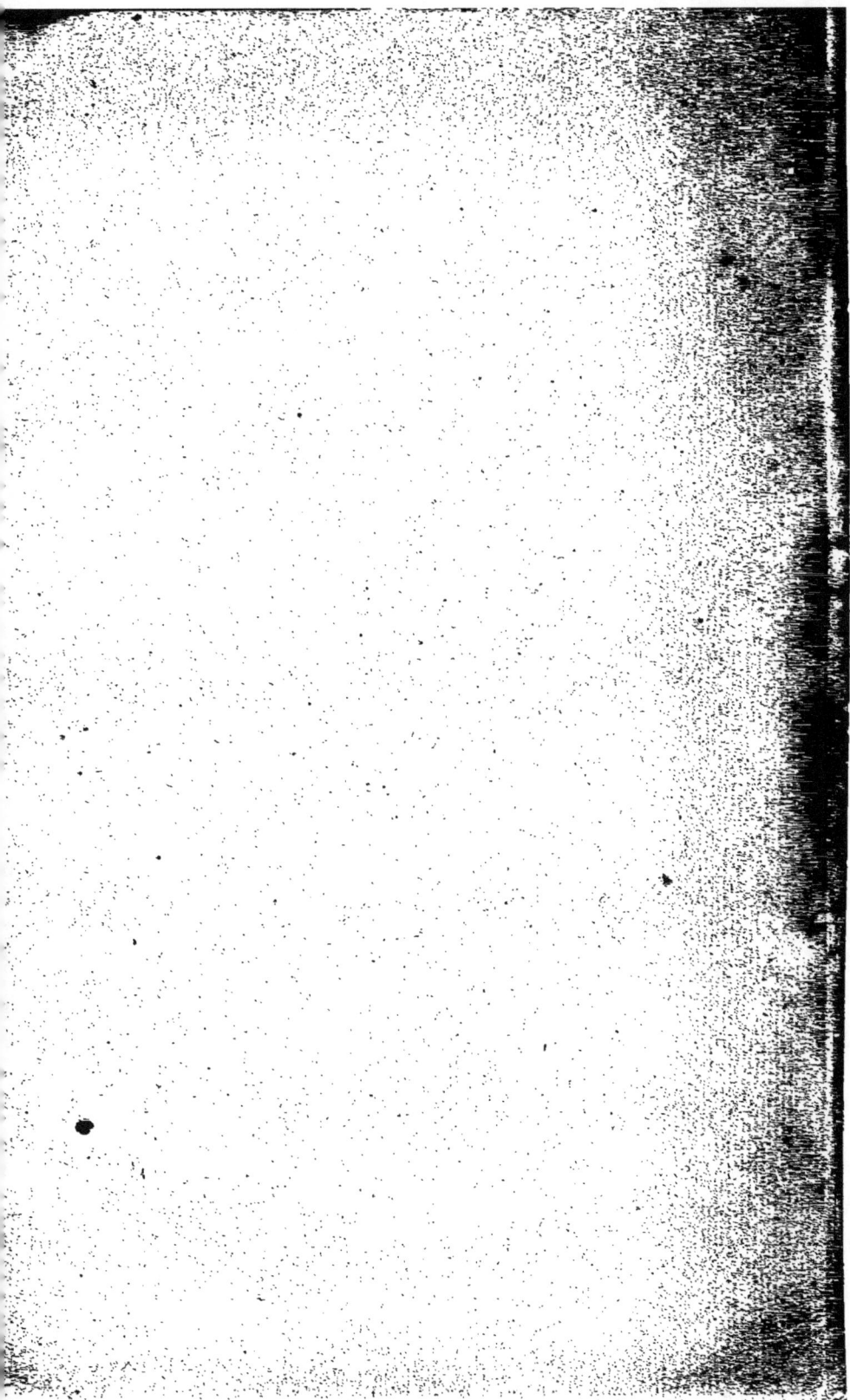